SUITE D'ÉTUDES

SUR

LES EAUX D'AIX

(SAVOIE)

RHUMATISME

PAR

Le Dʳ F. VIDAL

MÉDECIN-INSPECTEUR DES EAUX D'AIX

PARIS

IMPRIMERIE DE E. MARTINET

RUE MIGNON, 2

1864

SUITE D'ÉTUDES

SUR

LES EAUX D'AIX

(SAVOIE)

RHUMATISME

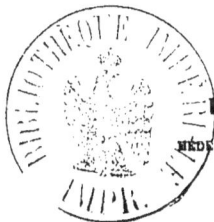

PAR

Le Dʳ F. VIDAL

MÉDECIN-INSPECTEUR DES EAUX D'AIX

PARIS

IMPRIMERIE DE E. MARTINET

RUE MIGNON, 2

1864

SUITE D'ÉTUDES

SUR

LES EAUX D'AIX

(SAVOIE)

RHUMATISME

Les maladies rhumatismales sont celles que l'on rencontre le plus fréquemment à nos thermes d'Aix, soit qu'elles atteignent les articulations, les muscles ou les viscères, elles sont nombreuses et variées, tous les types y sont largement représentés, elles offrent un assez vaste et un assez intéressant sujet d'études pour qu'il soit utile d'y revenir et de s'en occuper souvent.

Je me propose de fournir une observation complète de chacune des espèces énoncées dans le tableau qui suit avec les effets primitifs et secondaires des eaux ; il me sera facile de tirer des conclusions générales de ces nouveaux faits qui viennent à l'appui de ceux que j'ai consignés dans mon *Essai sur les eaux d'Aix* (en 1851) et confirment les vues théoriques que j'ai émises dans ce premier travail sur le rhumatisme.

TABLEAU DES MALADIES RHUMATISMALES OBSERVÉES EN 1861.

Rhumatisme articulaire (endocardite)	76
— musculaire	85
— nerveux (dermalgie)	30
Dyspepsie rhumatismale	46
Bronchite rhumatismale	14
Asthme rhumatismal	9
Ophthalmie rhumatismale	4
Dureté d'ouïe rhumatismale	2
Paralysie rhumatismale	17
Tumeur blanche rhumatismale	19
Coxalgie rhumatismale	3
Hydartrose rhumatismale	5

Le rhumatisme articulaire envisagé au point de vue de sa thérapeutique thermale peut se diviser : 1° en état subaigu ; 2° en état chronique consécutif à l'état aigu ; 3° en état chronique d'emblée.

Les deux premières formes seront plutôt l'expression d'un état accidentel et passager et ne donneront souvent lieu qu'à une diathèse transitoire ; la troisième sera l'expression la plus manifeste de la diathèse rhumatismale permanente ou fixe. Cette distinction est importante au point de vue des résultats que l'on doit attendre du traitement.

Nous observons habituellement aux eaux d'Aix, comme à presque toutes les eaux minérales, le rhumatisme à forme chronique d'emblée. Il compte de nombreuses années d'existence, il est ordinairement héréditaire, et si son hérédité n'est pas directement rhumatismale, elle est souvent herpétique, goutteuse ou syphilitique. Mais il nous arrive aussi de le rencontrer à l'état subaigu à sa seconde période, datant à peine de six semaines ; c'est alors que notre traitement a une action rapide, heureuse et décisive.

C'est assez dire combien les effets du traitement sont subordonnés à la forme du rhumatisme.

1° **Rhumatisme articulaire à l'état subaigu.**

Le malade qui est atteint d'un rhumatisme articulaire arrivé à son quarantième jour se trouve dans les meilleures conditions pour faire usage des eaux d'Aix. Il est anémique, son pouls marque cent vingt pulsations, sa langue est blanche, sa peau est flasque et recouverte d'une transpiration froide, visqueuse et abondante, la moindre suppression de cette transpiration critique exagère beaucoup les douleurs, qui sont encore vives et accompagnées d'un état fébrile presque constant, les urines sont épaisses et colorées, la constipation est habituelle, les battements du cœur sont énergiques, plusieurs articulations sont encore le siége d'un mouvement fluxionnaire accompagné de rougeur, etc.; l'organisme tout entier a été envahi, il est impuissant à réagir avec l'aide des agents thérapeutiques ordinaires, le rhumatisme est à cette époque de la maladie que l'on pourrait appeler de transition, parce que la forme chronique, avec ses désordres articulaires, viscéraux même, est imminente. En parlant du rhumatisme articulaire aigu, Cullen avait dit : Cette maladie est souvent accompagnée d'une sueur qui paraît de bonne heure, mais il est rare qu'elle diminue les douleurs ou qu'elle soit critique, et Graves ajoute dans sa clinique médicale : Vous avez pu voir dans nos salles des cas de rhumatisme articulaire dans lesquels la douleur et la fièvre sont accompagnées dès le début de sueurs abondantes, et ces sueurs ne produisent aucun soulagement, le pouls reste fréquent, la fièvre ne tombe pas, la douleur persiste avec toute sa violence; or c'est précisément dans ce cas-là que l'inflammation articu-

laire tend à produire dans les jointures des lésions perma-
nentes........... Rappelez-vous donc, messieurs, que cette
forme de rhumatisme expose plus que toute autre à une
arthrite incurable. » C'est aussi à cette forme que l'on
peut rapporter les deux observations suivantes, dans les-
quelles l'action thermale, en régularisant la fonction cuta-
née un instant pervertie, a été toute-puissante :

M. B... âgé de soixante-et-onze ans, a joui habituellement d'une bonne santé, il n'a été sujet, dans le cours de
sa vie, qu'à des conjonctivites nombreuses et successives.
En 1861, sans cause appréciable que la disparition des
ophthalmies, il a été envahi par un rhumatisme aigu articulaire généralisé, à forme grave. Le cours de la maladie
a été pourtant régulier, il n'y a rien eu de très-fâcheux à
signaler du côté des viscères; mais les transpirations profuses qui sont survenues vers la fin de l'attaque du rhumatisme, n'ont fait que l'entretenir, l'aggraver même, au
lieu d'en favoriser la terminaison. Au mois de juin, les
douleurs étaient encore vives, les articulations des pieds et
des mains rouges et tuméfiées, le pouls à 130 pulsations,
la langue blanche, l'appétit presque nul, un gonflement
hémorrhoïdal douloureux et fluent rendait les selles difficiles et pénibles; les urines étaient sédimenteuses, le cœur
battait avec énergie et l'auscultation y révélait un bruit
de souffle. Cet ensemble de symptômes chez un vieillard
rendait l'indication des eaux difficile. Consulté sur l'opportu-
nité du traitement, je n'hésitai pourtant pas à le conseiller.
Le malade est arrivé aux eaux d'Aix vers le quatrième mois
de la maladie, il a fait un traitement dont la durée a été de
vingt-quatre jours, qui s'est composé de douze douches
avec étuve et de trois bains. Le massage a été pratiqué avec
beaucoup de précaution, en évitant avec soin de toucher
aux jointures, surtout aux jointures tuméfiées et doulou-

reuses, la chaleur de l'eau était à la température de 38 degrés centigrades environ, afin d'éviter les réactions trop vives et les transpirations abondantes après la douche, dont la durée n'a pas dépassé quinze minutes. Le bain aurait été très-mal supporté au début de la cure, il n'a été employé qu'à la fin, il a été de courte durée. La boisson de l'eau minérale ne s'est pas élevée au delà d'un verre par jour, le régime du malade était tonique. Cette cure, interrompue par un repos tous les trois jours, a été parfaitement supportée ; le premier effet en a été un réveil général et modéré de toutes les douleurs ; un sentiment de bien-être accompagnait pourtant cette action physiologico-pathologique des eaux, et au bout de huit jours l'appétit a commencé à reparaître, la congestion hémorrhoïdale s'est dissipée, les selles sont devenues régulières, les sueurs moins profuses, la peau plus douce ; les battements de cœur se sont calmés et bientôt le pouls est retombé à 100 pulsations. En un mot, l'effet tonique et sédatif a été immédiat. Le malade, à son départ, pouvait sortir et marcher pendant une heure matin et soir. Deux mois après le traitement il n'accusait plus qu'un peu de roideur à la main gauche, il avait repris ses habiutdes ordinaires.

Les phénomènes les plus importants à signaler dans ce traitement, qui a été très-complet, sont : l'abaissement rapide du pouls, qui est revenu à quatre-vingts pulsations avant le départ du malade, la disparition du bruit de souffle, la suppression rapide des transpirations profuses et débilitantes.

Le premier de ces phénomènes nous autorise à dire qu'il ne faut pas craindre de faire prendre les eaux d'Aix à cette période du rhumatisme, car elles sont tout à fait appropriées et constituent pour le malade une médication puissante et spéciale ; sous leur influence, le bruit de

souffle disparaît et les transpirations, de passives et d'exa-
gérées qu'elles étaient, deviennent plus actives, plus régulières, les fonctions de la peau se rétablissent, les hémor-
rhoïdes cessent, la nutrition s'accomplit bientôt d'une
manière normale.

On ne sera plus étonné en face de ce phénomène important des eaux d'Aix sur la circulation, je veux dire la diminution dans l'accélération du pouls, phénomène que j'ai le
premier signalé, et la disparition du bruit de souffle, de
rencontrer aux eaux d'Aix des endocardites souvent assez
graves, assez avancées, accompagnées de bruits anormaux
caractéristiques; toutes les fois que l'origine de ces affections organiques sera de nature rhumatismale, ce qui est
fréquent, on pourra s'attendre à une action salutaire de
ces eaux quand elles seront appliquées avec prudence et
circonspection. Je n'hésite pas à dire qu'elles seront non-
seulement bien supportées, mais qu'elles amèneront toujours après elles un degré d'amélioration incontestable;
ce n'est donc point une hérésie, comme beaucoup de pra-
ticiens pourraient le penser, d'envoyer aux eaux sulfu-
reuses thermales d'Aix et aux douches les endocardites
rhumatismales, avec bruit de souffle : c'est au contraire
une pratique sage et heureuse, car elle sera toujours suivie d'un résultat favorable, le bruit de souffle sera souvent
atténué, l'oppression diminuera, l'œdème des extrémités
disparaîtra, la marche sera plus facile, soit que les eaux
aient pour effet de réveiller des douleurs articulaires qui
diminueront la fluxion du cœur, soit sous l'influence de
leur action directe et spéciale.

2° Rhumatisme articulaire chronique succédant à un rhumatisme aigu.

Quand la forme chronique a succédé à l'état aigu, les résultats des eaux, tout en étant moins rapides, peuvent être pourtant aussi satisfaisants et définitifs. Il faut faire entrer dans cette variété de rhumatismes articulaires tous ceux qui sont caractérisés par l'œdème, l'empâtement, l'engorgement douloureux avec ou sans rougeur, les craquements et la gêne ou la perte de mouvement d'une ou de plusieurs articulations. Elle peut, comme on vient de le voir, présenter bien des nuances, puisqu'elle s'étend depuis l'œdème jusqu'au craquement, jusqu'à la perte du mouvement. Néanmoins l'effet curatif des eaux pourra s'opérer dès la première année, comme dans le cas suivant, qui nous offrira un type bien marqué du rhumatisme articulaire chronique succédant à un état aigu et laissant des traces assez graves sur plusieurs jointures.

M. R..., capitaine de cavalerie, habite Paris ; il a trente-cinq ans, il a mené une vie très-irrégulière, abus de coït, abus de tabac, campagne d'Italie, gonorrhées, il a déjà eu précédemment des atteintes de rhumatisme aigu, et il lui en était resté de la susceptibilité, de la roideur et quelques douleurs vagues. En 1860, M. R... a été pris d'un rhumatisme articulaire généralisé à toutes les jointures, à la suite de cette attaque, il lui est resté un gonflement assez considérable des articulations des pieds et des genoux pour rendre la marche impossible, le genou gauche surtout était fortement tuméfié, un peu luxé en dehors, les mouvements du pied sur la jambe étaient très-limités ; les autres jointures étaient encore douloureuses, gonflées, l'état fébrile n'avait point disparu complétement, les bat-

tements de cœur étaient énergiques et accélérés. M. R...
éprouvait de temps en temps un peu d'exacerbation, surtout le soir, et cette fièvre était suivie d'une transpiration
abondante et visqueuse. Les fonctions digestives étaient
troublées, les nuits étaient mauvaises, le sommeil était souvent interrompu par la nécessité où était le malade de chan-
ger fréquemment de position. M. R... était dans cet état
depuis un an environ quand il a été envoyé aux eaux, où,
dès le lendemain de son arrivée, il a été soumis à l'usage
de la douche et de l'étuve. Il a pu prendre ainsi dix-
huit douches divisées par séries de deux et un bain de piscine de trente minutes le troisième jour. Après les six premières douches, le massage a pu être pratiqué autour des
articulations comme sur tout le reste du corps, et vers la
fin du traitement, on a insisté plus particulièrement sur la
douche et le massage des jointures, dont le jeu est devenu
plus facile et plus étendu. On a aussi administré la douche
écossaise dite jumelle, comme propre à tempérer l'excitation thermale, à favoriser la résolution des engorgements
et à régulariser les fonctions de la peau; M. R... a bu chaque
matin deux verres d'eau sulfureuse, et son régime alimentaire a été tonique. Dès les premières douches, les douleurs ont repris un peu d'acuité, le réveil en a été général
sans cependant troubler la marche de la cure, qui n'a
offert aucun incident particulier et qui a été très-facile-
ment supportée. Vers le quinzième jour, les battements de
cœur étaient moins énergiques et moins fréquents, la peau
était douce, l'appétit régulier, le sommeil meilleur, les
mouvements des pieds et du genou se sont successivement
développés et, à la fin de la cure, le malade commençait
à marcher. J'ai revu M. le capitaine R... à Paris, six
mois après les eaux, il avait repris son service militaire depuis trois mois et n'accusait plus la moindre indisposition;

il s'est borné, après les eaux, à soumettre journellement
les articulations malades à l'exercice fonctionnel qui lui
était déjà prescrit pendant le temps de la cure. Il n'y
a point eu d'excitation thermale, malgré l'énergie du
traitement, ni aucun autre phénomène critique appa-
rent.

Cette cure a donc été facile, si on considère la tolérance
que le malade y a apportée ; elle a été rapide, si on tient
compte de la gravité des accidents que nous avions à combattre ; elle a été radicale, puisque M. R... a pu se livrer,
environ trois mois après, aux exercices du corps les plus
difficiles. Cet état a persisté, et malgré le degré plus élevé
de puissance rhumatismale la guérison a été aussi complète
que dans le cas précédent.

L'effet des eaux sur la diathèse n'a donc point eu le ca-
ractère d'une excitation momentanée, il s'est fait sentir
d'une manière plus durable dans cet organisme profondé-
ment atteint.

3° Rhumatisme articulaire à forme chronique d'emblée.

Il sera facile de retrouver chez le malade qui en est
atteint une hérédité rhumatismale, goutteuse ou herpétique, trois diathèses qui se greffent si souvent ensemble
et qui donnent si fréquemment lieu aux mêmes produits
pathologiques.

La constitution, interrogée avec soin, pourra nous révéler aussi, dès l'âge le plus tendre, des traces de son pas-
sage sur divers points de l'économie, particulièrement sur
les viscères.

La dénomination de rhumatisme constitutionnel que je
lui ai donnée dans un autre travail lui conviendrait mieux,
mais je l'appellerai articulaire chronique, en raison de la

prédominance de la lésion articulaire, comme j'appellerai celui qui fait le sujet de l'observation suivante musculaire chronique.

Parmi les causes occasionnelles, il ne faut pas tenir compte seulement des influences atmosphériques, car l'alimentation mauvaise et insuffisante, les impressions de l'âme, les causes morales tristes, tout ce qui est de nature à troubler les fonctions digestives, tout ce qui exerce une influence sur l'inervation jouera un rôle important dans l'étiologie de ce rhumatisme, qui se caractérise moins par sa gravité originelle que par l'état d'impuissance où se trouve le sujet qui en est atteint. C'est sous une de ces dernières influences ordinairement que la diathèse a envahi et comme dominé toute la constitution ; les jointures, qui étaient depuis quelques années sujettes à des douleurs, des raideurs, des sensations de chaleur ou de glace, des gonflements passagers, sont devenues successivement le siége d'engorgements douloureux, de déformations, de soudures, de craquements. La fièvre, qui a présidé à ces désordres, n'a point été intense, et le malade a été rarement alité, malgré les attaques fréquentes et successives de la maladie. On est ainsi rhumatisant de bonne heure, dès l'enfance, et quand on arrive aux eaux on est porteur d'une diathèse qui a déjà jeté de profondes racines ; leur effet dès-lors sera difficilement curatif, et on s'estimera heureux quand on pourra, après deux ou trois cures, atténuer, annihiler même pour un certain nombre d'années le principe rhumatismal, qui disparaîtra rarement. Mais si les eaux d'Aix n'ont point toujours une action curative suffisante dans cette variété de rhumatisme, à combien de désordres sérieux n'ont-elles pas paré ?

Madame B... offre depuis dix-neuf ans un exemple remarquable du degré d'efficacité des eaux d'Aix dans une des formes les plus graves de cette maladie. Cette malade, rhumatisante depuis quelques années, présentait comme antécédents une hérédité rhumatismale, quand, à la suite de la perte de son mari et après des peines morales de toute espèce, ses facultés digestives se sont troublées, sa santé générale s'est affaiblie et presque toutes ses articulations sont devenues graduellement le siége de gonflements douloureux, de déformations même et de craquements avec sécheresse de la peau, chaleur, quelquefois rougeur autour des jointures, accélération ou irrégularité du pouls. Les premières cures que madame B. a faites aux eaux d'Aix ont eu sur elle l'influence la plus heureuse, et on a pu, un instant, songer à un rétablissement complet ; mais, au bout de peu d'années, le principe ne tardait pas à révéler de nouveau sa présence. Les fatigues de la vue, les éruptions cutanées, la prostration, la fièvre, la perte du sommeil, les désordres digestifs, les céphalalgies, les vertiges, en un mot les troubles de l'inervation et de la nutrition ont toujours été heureusement atténués par les eaux et la malade a évité la cachexie et les désordres dont elle était menacée.

Madame B... est revenue cinq fois à ces eaux, à diverses époques plus ou moins éloignées, et après chaque cure elle a obtenu du soulagement.

Ce rhumatisme pourra s'appeler musculaire ou nerveux quand, en raison peut-être d'une disposition spéciale du sujet, en raison de sa constitution, de ses habitudes, etc.; les formes musculaire ou nerveuse domineront la forme articulaire qui n'apparaîtra plus alors que sur le second plan.

Rhumatisme musculaire à forme chronique d'emblée.

M. O..., âgé de quarante-six ans, qui est fils de rhumatisant, a éprouvé toute sa vie et surtout depuis l'âge de vingt-cinq ans, des douleurs vagues erratiques, fixées tantôt sur le tronc, tantôt sur les membres ; souvent aussi sur les viscères ; ces douleurs n'ont jamais été très-aiguës, elles ont rarement forcé le malade à s'aliter, mais en revanche elles sont presque constamment une cause de trouble ou de fatigue dans sa santé, elles coïncident souvent avec des bronchites, de l'asthme, de l'oppression, de la dyspepsie, des coliques ; elles privent quelquefois le malade de l'usage de ses membres, il a eu des sciatiques, des lombago, des douleurs articulaires, etc. Les influences atmosphériques surtout produisent sur lui les effets les plus fâcheux ou les plus favorables, suivant qu'elles sont bonnes ou mauvaises. Ce malade est déjà venu aux eaux d'Aix après les premières manifestations de son rhumatisme. Il est allé à Néris et à Plombières, il a fait de l'hydrothérapie, etc., car l'indication des eaux a toujours été tirée de la forme dominante. Il revient en 1861. L'étuve, la douche, le bain, la boisson, tout a été employé pour ce traitement, à la suite duquel M. O... a passé un bon hiver, il est revenu en 1862 pour compléter sa cure, dont l'effet favorable pourra se faire sentir pendant d'assez longues années sans être définitif.

Quoique cette forme offre généralement moins de gravité que la forme articulaire, les eaux d'Aix ont, de même que sur cette dernière, une influence curative dans la forme chronique consécutive à la forme aiguë ou dans l'accident rhumatismal et une influence seulement palliative dans le rhumatisme chronique d'emblée ou essentiellement dia-

thésique. Le lombago, la pleurodinie, la sciatique, les
névralgies brachiale faciale, etc., qui sont souvent des accidents consécutifs, nous apparaissent quelquefois comme
des affections locales, tant elles se dégagent de la diathèse,
qui est d'autant moins saisissable qu'elle est plus franche-
ment localisée. Mais elles en sont presque constamment
le produit et nous fournissent tous les jours de nombreux
exemples de l'action rapidement curative des eaux.

On retrouve dans le rhumatisme musculaire et nerveux
le même ordre de succession que dans le rhumatisme articulaire.

Le rhumatisme musculaire ou nerveux subaigu, le rhumatisme musculaire ou nerveux chronique, consécutif, qui
nous représentent la diathèse transitoire dans laquelle la
thérapeutique thermale est presque toujours efficace, et le
rhumatisme chronique d'emblée ou la diathèse rhumatismale fixe permanente, qui sera, comme dans le rhumatisme articulaire, la plus haute expression rhumatismale,
qui ne se bornera pas seulement aux systèmes musculaire et nerveux, mais qui envahira toute l'économie sur
laquelle les eaux minérales n'auront guère alors qu'une
action palliative.

Sans être la caractéristique du rhumatisme comme elle
est celle de la syphilis, la triade est donc le propre des
rhumatismes musculaire et nerveux comme elle l'est du
rhumatisme articulaire.

Nous avons assisté au développement des trois périodes
distinctes, ou plutôt des trois états distincts que présente
le rhumatisme articulaire; en effet, en reportant notre
attention aux quelques mois qui ont précédé l'usage des
eaux chez les malades des deux premières observations,
nous les trouverons avec la fièvre et tout le cortége des
accidents inflammatoires du rhumatisme aigu; ils sont

arrivés aux eaux d'Aix à la période secondaire, à l'état
subaigu ou à l'état chronique consécutif de l'état aigu, et
les eaux ont eu rapidement et complétement raison de ces
premiers accidents généraux diathésiques, qui ne devaient
point guérir seuls, car chez M. R..., qui a fait le sujet de la
seconde observation, les désordres les plus sérieux et les
plus rebelles étaient imminents, la diathèse était, on pourrait dire, à l'état de transition. Madame B... nous repré-
sente la période tertiaire du rhumatisme articulaire aigu,
si difficile à guérir radicalement, la diathèse chronique
avec toutes ses manifestations constitutionnelles, plus grave
encore par les circonstances qui sont venues la compliquer
que par sa gravité originelle ou native.

Si ces états ne se succèdent pas d'une manière absolue
et invariable comme ils se succèdent dans la syphilis, on
doit toujours redouter, à cause de sa fréquence, cette
fatale série dont la dernière partie, la diathèse, se produit
si facilement pour constituer ensuite une maladie presque
invariablement incurable.

La dermalgie est souvent un accident du rhumatisme
nerveux généralisé ou diathésique; elle est peut-être, aux
affections rhumatismales, ce que l'érythème est aux affections cutanées de peu de durée, mais sujet à récidiver.
Quand nous rencontrerons chez un malade atteint de
rhumatisme depuis longues années, une sensibilité exagérée de la peau, avec un sentiment de chaleur brûlante
ou de froid glacial limité ou généralisé, une susceptibilité
excessive de cet organe, accompagné de douleurs assez
vives à toutes les variations atmosphériques, quand ces
symptômes seront amendés ou quand ils disparaîtront
sous l'influence de la chaleur et des transpirations, il y
aura lieu de croire au rhumatisme de la peau et le malade sera toujours avantageusement traité par les douches

tièdes et les bains de piscine; il ne faut point confondre les lancées douloureuses, l'exaltation ou la perversion de la sensibilité qu'éprouvent les malades qui sont au début d'une affection grave de la moelle ou du cerveau, avec la dermalgie.

Dyspepsie rhumatismale.

En nous indiquant la coïncidence de l'endocardite avec le rhumatisme articulaire, M. Bouillaud ne nous a-t-il pas plutôt révélé une loi du rhumatisme articulaire, et le rhumatisme chronique, dont nous avons seulement à nous occuper, ne nous fournit-il pas l'exemple d'autres coïncidences? La dyspepsie ne coïncide-t-elle pas habituellement avec le rhumatisme musculaire et nerveux?

L'étude attentive de la dyspepsie, très-fréquente aujourd'hui, nous permettra de revenir sur cette question dedoctrine.

La dyspepsie rhumatismale est caractérisée par un dérangement habituel des fonctions digestives, ses symptômes principaux sont le gonflement de l'estomac après le repas, gonflement souvent douloureux, qui oblige le dyspeptique à desserrer ses vêtements et qui est accompagné d'un état de torpeur physique et morale; la somnolence, le besoin de repos, la fatigue des extrémités inférieures, un sentiment de lassitude générale et de pesanteur lombaire et abdominale pendant le travail de la digestion, sont les malaises les plus fréquents de la dyspepsie. Au bout de deux ou trois heures surviennent des éructations et le malade reprend son habitude normale. Mais après quelques années de digestions pénibles, laborieuses, incomplètes, vicieuses même, l'état pathologique prend du développement, la constipation survient, les

selles sont accompagnées de mucosités quelquefois assez
abondantes, sanguinolentes même ; toutes les fonctions ne
tardent pas à se ressentir de ce travail imparfait de l'organe
qui préside à la nutrition, l'anémie en est la conséquence
rapide ainsi que tous les troubles de l'inervation qui en dé-
pendent, tels que fatigue de la vue, sentiment de sécheresse
au gosier, toux sèche, névralgies vagues, anesthésie de la
peau, d'une étendue souvent limitée à quelques centimètres,
fourmillement dans les membres, éruptions squameuses,
affaiblissement des extrémités inférieures et des fonctions
génitales. Les facultés intellectuelles se ressentent aussi de
cet état de langueur générale dans laquelle le malade est jeté
et dont il ne sort guère qu'à la suite d'une émotion, d'une
surexcitation physique ou morale, qui ne manque jamais
de l'abattre plus complétement ensuite. Je n'ai pas besoin
de dire que le dyspeptique est triste, hypochondriaque, vic-
time de toutes les impressions un peu vives. Quand son
hérédité et ses antécédents seront de nature rhumatismale ; quand sa profession, son genre de vie, ses habitudes l'exposeront aux variations atmosphériques brusques, à l'action prolongée de l'humidité ; quand il nous
sera donné de pouvoir exclure toute autre influence diathésique, nous n'hésiterons pas à admettre une étiologie
rhumatismale. Rien ne sera plus propre à corroborer
cette opinion que les métastases auxquelles le malade aura
été exposé précédemment, car il arrive souvent que sous
l'influence d'une douleur extérieure fixée au bras, à l'é-
paule, sur le trajet d'un nerf, l'estomac se trouve soulagé
ou débarrassé comme par enchantement.

N'oublions pas de dire tout de suite, quoique nous
devions y revenir à l'occasion du traitement, qu'il est
important de ne point confondre les douleurs névralgiques
musculaires ou articulaires qui déplacent le rhumatisme

de l'estomac et qui se font sentir, alors que l'estomac commence à être soulagé, avec celles qui sont le produit de ce même rhumatisme de l'estomac, telles que les névralgies vagues, erratiques, mobiles, transitoires qui coïncident avec l'aggravation de la dyspepsie. L'effet des eaux viendra aussi confirmer le diagnostic étiologique, comme dans l'observation suivante :

Madame L..., quarante-deux ans, fille de rhumatisant, rhumatisante elle-même, a eu, il y a vingt ans, une maladie nerveuse de l'estomac qui a disparu brusquement au bout de quelques années pour faire place à des manifestations rhumatismales franches et variées. En 1861, à la suite d'une affection morale vive et pénible, madame L... est arrivée à Aix avec des battements de cœur, du bruit de souffle dans les carotides, de la fréquence dans le pouls, la langue saburrale, des vomissements fréquents après le repas, qui était toujours suivi d'une digestion pénible et prolongée ; l'appétit très-prononcé quand la malade était à jeun, s'apaisait, disparaissait même complétement pour faire place à un sentiment de répulsion, après la plus légère alimentation. Le régime alimentaire était ainsi peu abondant et peu substantiel, la maigreur, la faiblesse, la fatigue devaient être la conséquence de cet état, qui était accompagné d'abattement et de tristesse, de vertiges, d'étourdissements, d'engourdissements des mains, de pesanteur à la nuque, d'insensibilité dans le dos et de douleurs névralgiques vagues, mais surtout intercostales ; un exanthème furfuracé existait à la face externe des membres, la voix était faible et la parole aussi pénible que la pensée ; le moindre exercice physique était bientôt suivi de douleurs de reins et de pesanteur abdominale ; les époques mensuelles étaient supprimées depuis six mois, la peau sèche et rugueuse, le sommeil peu réparateur, le découragement profond. Le

fer, le quinquina, la pepsine, le bismuth, etc., etc., etc.,
n'avaient point été supportés ou avaient été employés in-
fructueusement. Quelques jours après son arrivée, madame L... a pu commencer son traitement qui s'est composé
de vingt et un bains de piscine de trente minutes chaque, de
six douches courtes et tièdes, elle a bu un verre d'eau sulfureuse coupée avec du lait matin et soir ; sous l'influence
de ce traitement, quelque modéré qu'il fût, madame L...
n'a pas tardé à reprendre de la moiteur et de la chaleur
à la peau, ainsi qu'un sentiment de bien-être et de forces ;
au bout de dix jours les vomissements avaient cessé, l'alimentation plus abondante a été mieux digérée ; les selles
sont devenues plus faciles, et à la fin de la cure madame L...
supportait le régime ordinaire. Elle est repartie dans un
état satisfaisant, se sentant plus forte et maîtresse de ses
impressions. Deux mois après les eaux, la menstruation
avait reparu, la guérison de madame L... a été complète
au bout de trois mois après l'usage des eaux.

Si l'on compare la gravité des symptômes qu'a présentés
cette maladie et leur étendue, avec le peu de gravité de la
lésion de l'estomac, on verra plutôt dans cette maladie
une affection localisée qu'une affection locale ; une manifestation diathésique qui ne pouvait être combattue avantageusement que par le traitement spécial de la diathèse.

On confondra difficilement la dyspepsie avec l'anémie
ou la chlorose, avec les affections utérines, avec les affections des centres nerveux, quoiqu'elle précède souvent ces
dernières. Le traitement sera ici une pierre de touche, un
moyen de diagnostic important. Le réveil des douleurs
rhumatismales anciennes ne manquera jamais de se produire vers le milieu de la cure sulfureuse. Ajoutons aussi
que dans la dyspepsie rhumatismale, le fer n'est pas toléré
comme il l'est dans les affections précédentes, qui ne nous

offrent pas du reste les phénomènes locaux de l'affection
que je viens de décrire.

Le mode d'administration joue un rôle trop important
dans la thérapeutique des eaux pour ne pas y insister
à l'occasion de la dyspepsie rhumatismale. Si cette affection s'observe plus fréquemment depuis peu d'années aux
eaux d'Aix, je n'hésite pas à l'attribuer aux améliorations
importantes introduites depuis quelques années aussi dans
les moyens balnéatoires et à leur usage méthodique et rai-
sonné. Toutes les fois que nous soumettrons le dyspeptique
aux étuves, aux douches chaudes, aux sudations abondantes, aux réactions trop vives, nous ne manquerons pas
d'augmenter l'état saburral et d'aggraver la maladie. Le
bain, et surtout le bain de piscine de courte durée, la
douche tiède seulement lui conviennent, et on devra être
sobre de ce dernier moyen.

Asthmes et bronchites de nature rhumatismale.

L'asthme est plutôt un produit de la goutte que du rhumatisme; il s'observe pourtant aussi chez les rhumatisants;
la bronchite, au contraire, tient essentiellement au rhumatisme nerveux et elle coïncide si fréquemment avec cette
forme diathésique, qu'on pourrait dire sans crainte d'exa-
gération que quand un malade, atteint de rhumatisme musculaire ou nerveux généralisé constitutionnel, n'aura pas
de fréquentes bronchites, il sera plutôt dans l'exception que
dans la règle; ces bronchites alterneront fréquemment avec
la sciatique, elles succéderont à une atteinte rhumatismale
des membres et du tronc ou elles la précéderont, l'une
fera rapidement cesser l'autre, elles subiront l'une et
l'autre les mêmes influences fâcheuses ou favorables; elles
se reproduiront quelquefois invariablement aux mêmes

époques, elles se dissiperont sous l'action des mêmes agents thérapeutiques. Quoique les signes stéthoscopiques ne puissent aider notre diagnostic, on reconnaîtra toujours la bronchite ou l'asthme qui relèvent du rhumatisme. M. S... m'a offert un exemple de bronchite rhumatismale. Il est âgé de soixante-deux ans et né de parents rhumatisants; il est venu, il y a trente ans, aux eaux d'Aix pour un rhumatisme articulaire, musculaire et viscéral. A la suite de cette première cure, M. S... est resté pendant sept ans sans ressentir d'atteintes notables de sa maladie. Depuis vingt-trois ans, M. S... a usé trois fois des eaux d'Aix, soit pour un lombago, soit pour une sciatique, soit pour une bronchite qui paraît vouloir devenir chez lui l'affection prédominante, et M. S... a eu alternativement, depuis longtemps, sciatique ou bronchite; quand l'une de ces deux affections disparaît, l'autre survient. Il s'était contenté depuis quelques années des moyens pharmaceutiques ordinaires, mais voyant ces deux affections s'aggraver, il a fait en 1861 un traitement thermal composé de seize douches avec étuves, douze inhalations et huit bains, deux verres d'eau minérale d'Aix le matin, autant de Marlioz le soir; sous l'influence de ce traitement, l'hiver de 1861 à 1862 a été exempt de toute manifestation rhumatismale; dans celui de 1862 à 1863, il a eu une bronchite légère dont la durée n'a pas dépassé douze jours, qui s'est terminée par une manifestation passagère de la sciatique.

Madame P..., soixante ans, nerveuse rhumatisante depuis vingt ans, est arrivée à Aix en 1861, affectée d'un asthme très-pénible qui ne lui a pas permis de reposer plus de quatre fois dans son lit pendant les vingt-quatre jours qu'elle est restée aux eaux; cette affection lui était survenue progressivement depuis une dizaine d'années et

avait remplacé toutes les autres manifestations antérieures
du rhumatisme. La thérapeutique ordinaire était devenue
inefficace; madame P... avait tous les soirs un accès vio-
lent, accompagné de sifflements considérables dans la res-
piration, d'angoisses, d'étouffements, etc., etc., se termi-
nant par une expectoration quelquefois assez abondante,
de glaires filantes et spumeuses; il n'y avait rien d'appréciable au cœur. Son traitement s'est composé seulement de
l'inhalation et de la boisson; les eaux d'Aix et de Marlioz
ont été employées presque alternativement. Le bain et la
douche n'ont pas même été essayés, car la malade n'aurait
pas pu les supporter. Madame P... a fait ainsi seize inhalations, elle a bu chaque jour un, deux ou trois verres d'eau
sulfureuse. Il n'y a eu aucun effet appréciable pendant
le temps de la cure, si ce n'est le soulagement immédiat
qu'elle éprouvait dans le moment de l'inhalation, qui sus-
pendait aussitôt l'accès; mais trois semaines environ après
les eaux, ceux-ci sont devenus moins violents, et depuis
trois ans, c'est-à-dire jusqu'à ce jour, madame P... n'a eu
aucun retour de son asthme; en revanche, elle a eu d'autres manifestations rhumatismales.

Si, des affections rhumatismales, nous passions pour un
instant aux affections cutanées, dont nous aurons à nous
occuper une autre année, nous retrouverions les mêmes
analogies diathésiques, goutte, asthme et squammes, pity-
riasis ou psoriasis seraient aussi invariablement liés que
rhumatisme, bronchite et vésicules ou pustules, eczéma ou
impétigo. De cette analogie d'origine et de l'identité d'action de la thérapeutique thermale sur ces diverses affections, nous arriverons à conclure que ces entités morbides
ne sont en réalité diverses que dans leurs manifestations.
Goutte, asthme, dartre, ne devront pas être plus séparés
que rhumatisme, bronchite, vésicule; que rhumatisme ar-

ticulaire et endocardite. Cette succession de phénomènes
morbides devra être considérée comme une extension na-
turelle d'une seule et même maladie.

Paralysies rhumatismales.

Je ne parlerai ici que des paraplégies, car je ne possède
qu'une seule observation d'hémiplégie rhumatismale. Dans
cette dernière, en effet, la lésion devient si facilement or-
ganique qu'elle domine bientôt toutes les influences étio-
logiques et les efface ; je ne crains pas d'affirmer pourtant
que la plupart des hémiplégies ont une origine diathésique souvent rhumatismale, et c'est cette considération
surtout qui nous autorise, qui nous engage même à les
soumettre à un traitement thermal qui leur sera souvent
favorable, quoiqu'il soit rarement curatif.

Tous les auteurs modernes sont unanimes à admettre
des paraplégies rhumatismales. Ces paraplégies seront
faciles à reconnaître quand le malade qui en est atteint
aura été envahi dans le cours ou à la fin d'une attaque de
rhumatisme; elles seront encore faciles à reconnaître
quand elles auront pour siége l'enveloppe extérieure de la
moelle ou l'épine dorsale elle-même, à cause de la douleur et du gonflement souvent très-appréciable qui existe
autour des articulations vertébrales. Mais quand la paralysie se produit lentement chez un malade affecté depuis
de longues années de rhumatisme, et qu'elle ne pourra se
lier à aucune influence bien manifeste, le doute sera permis, et on se demandera avec raison si elle n'est point or-
ganique.

Les eaux d'Aix ne doivent point être considérées seulement ici comme un agent thérapeutique efficace dans la
paralysie rhumatismale, elles seront aussi une pierre de

touche, un moyen puissant de diagnostic. L'efficacité des
eaux sera tellé, dans cette maladie, qu'au bout de quinze
jours environ, c'est-à-dire avant la fin de la cure, on pourra
constater une légère amélioration. On pourra se baser
avec confiance sur cette amélioration pour fixer son diagnostic, quoiqu'elle ne consiste quelquefois que dans de
faibles modifications fonctionnelles.

La paralysie de la vessie et celle du rectum n'existent
pas ou existent à un bien faible degré dans la paraplégie
rhumatismale ; l'absence de ces désordres sera donc propre aussi à fortifier le diagnostic. M. Sandras a noté que
dans la paraplégie rhumatismale les muscles sont roides,
durs et engorgés, au lieu d'être flasques et atrophiés;
l'observation suivante justifie ce fait.

M. T..., 60 ans, nerveux, assez impressionnable, est
rhumatisant depuis plus de trente ans. Il a mené une vie
régulière, mais laborieuse et traversée par des émotions
assez nombreuses. En 1859, au milieu de l'hiver, assistant
à une cérémonie publique qu'il présidait, il a été exposé
à un refroidissement assez intense, et le dos est bientôt
devenu le siége d'une douleur située au niveau de la neu-
vième vertèbre. La fièvre, l'état saburral sont bientôt
survenus, au bout d'un mois, M. T... était paralysé. Parmi
les divers moyens employés pour le traiter, les ventouses
scarifiées, les cautères, la strychnine, l'électricité, etc., ont
été successivement employés.

M. T... est venu aux eaux d'Aix en 1861, complétement
privé de l'usage de ses jambes et n'accusant plus aucune
douleur. L'épine dorsale ne présentait rien de particulier ni
à la vue ni au toucher, si ce n'étaient les cicatrices profondes des cautères ; la sensibilité existait, mais elle
était très-obtuse autour des malléoles ; les deux jambes
étaient dans un état de flexion permanente avec rigidité

des membres inférieurs, secousses convulsives, brusques et fréquentes. Le mouvement volontaire était donc complétement aboli, et la volonté était insuffisante pour réprimer les mouvements involontaires des jambes, qui étaient fréquents et douloureux. Malgré les plus grands efforts, on ne parvenait point à ramener les jambes dans l'extension quand elles étaient fortement contractées. Les fonctions de la vessie et du rectum, quoique conservées, étaient très-languissantes ; les selles étaient rares, les urines peu abondantes, fortement ammoniacales et difficiles à retenir ; les facultés intellectuelles étaient très-affaissées, le pouls toujours à cent pulsations, la langue blanche, l'appétit presque nul. M. T..., toujours étendu ou assis, ne pouvait donc exécuter le moindre mouvement des extrémités inférieures, et, quand il est arrivé à Aix, il avait épuisé toutes les médications ordinaires.

Le traitement thermal s'est composé de douze douches tièdes de quinze minutes chaque avec massage, et de douze bains sulfureux à 32 degrés, de trente minutes. Sous l'influence de ce traitement l'appétit est un peu revenu, le sommeil a été meilleur, le pouls s'est abaissé de dix pulsations vers le quinzième jour.

Mais la veille de son départ, sans symptômes précurseurs, M. T. a pu commander à une de ses jambes, et étant assis leur imprimer un léger mouvement volontaire. Il est venu, au mois de septembre, faire une seconde saison qui lui a renouvelé comme la première quelques douleurs rhumatismales anciennes, et dans le courant de l'hiver il a pu marcher. Une troisième cure, faite en 1862, au mois de mai, lui a rendu l'usage complet de la marche. M. T. a été radicalement guéri d'une paraplégie qui datait de trois ans environ.

Rien n'est plus variable que le traitement d'une paralysie aux eaux minérales. Je me dispenserai donc de tracer des règles de thérapeutique thermale, et je me borne à dire qu'au début de la cure d'un paraplégique le médecin ne saura développer trop de vigilance ; le pouls sera souvent interrogé, car son abaissement est d'une grande valeur ; ce phénomène de sédation constitue une des propriétés des eaux d'Aix dans le rhumatisme.

M. T. était anémique et rhumatisant. De quelle nature était la lésion qui produisait une paralysie aussi complète du mouvement des extrémités inférieures? Le retour des fonctions génitales ou urinaires, celui de la sensibilité ou de la motilité des extrémités inférieures, les sensations variées que le malade y éprouvera confirmeront le plus souvent le premier jugement tiré de l'état du pouls.

Ophthalmie et dureté d'ouïe rhumatismales.

On ne reconnaîtra le plus souvent, comme pour les paralysies, la nature intime d'une ophthalmie ou d'une dureté d'ouïe qu'après l'épreuve des eaux. Quand un malade porteur d'une hérédité rhumatismale atteint depuis longtemps de rhumatisme articulaire ou musculaire viendra réclamer le secours des eaux d'Aix, pour une ophthalmie ancienne et rebelle s'exaspérant avec les mauvaises influences atmosphériques, celle du froid humide ; quand la conjonctivite nous présentera une vascularisation générale uniforme ; quand l'inflammation résultant de cette congestion oculaire sera atténuée par la chaleur des eaux, je n'hésiterai pas à faire commencer l'usage des étuves surtout. Le malade qui supportera bien ce mode de traitement sera un rhumatisant, il sera atteint d'une ophthalmie rhumatismale.

· On procédera de même pour celui qui sera atteint d'une

dureté d'ouïe, quoique les symptômes objectifs manquent encore plus complétement. Je le considérerai aussi comme un rhumatisant, quand l'effet des premières opérations thermales sera une modification favorable de l'ouïe, quand le sentiment de pesanteur, d'embarras à la tête qu'il éprouve, subira la plus légère diminution et surtout quand il présentera d'autres manifestations rhumatismales.

Le diagnostic différentiel du rhumatisme et du catarrhe devient impossible, mais sait-on bien aussi jusqu'à quel point ces deux affections sont diverses?

Madame F. est arrivée en 1861, avec une vascularisation de toute la conjonctive oculaire et palpébrale; une sensibilité exquise à l'air et à la lumière, passant d'un œil à l'autre, suivant que l'œil droit ou l'œil gauche devenait alternativement le siége du mouvement fluxionnaire, avec des douleurs autour des tempes, sur le front et tous les symptômes généraux qui accompagnent l'ophthalmie. Cette malade était souffrante depuis le commencement de l'hiver, elle avait des moments de répit pendant lesquels l'œil revenait presque à son état normal et des mouvements d'exacerbation liés ordinairement à la température extérieure. L'effet des trois premières étuves, prises à 34 ou 35 degrés environ, pendant dix à douze minutes, avec une douche révulsive sous les pieds pendant tout le temps, a été une disparition presque complète de la fluxion locale qui a reparu de nouveau après la quatrième et la cinquième opération, pour céder presque complétement à la douzième. Madame F. est restée vingt-quatre jours à Aix, pendant lesquels elle a pris aussi 8 bains à 3 degrés de quarante-cinq minutes chaque. L'hiver suivant, elle a ressenti quelques douleurs de rhumatisme aux articulations, mais les deux yeux sont restés complétement à l'abri de toute atteinte; elle est pourtant revenue faire une cure en 1862, en vue de traiter le principe. Rien n'a été plus propre à confirmer le diagnostic de l'année précédente, que la réapparition passagère de l'ophthalmie pendant cette seconde cure.

Madame T., rhumatisante aussi, est arrivée dans le même temps aux eaux d'Aix, avec un sentiment de froid au sommet de la tête, une susceptibilité exagérée de cette région, qui était toujours recouverte d'une bande de soie, et une diminution notable de l'ouïe du côté gauche, le bruit de la montre appliquée contre l'oreille, n'était même pas perçu ; le conduit auditif externe était tuméfié. Madame T. transpirait facilement à la tête, se refroidissait de même, était sujette à des vertiges et à des céphalalgies fréquentes. Elle a fait une cure de dix-huit douches générales sans traitement spécial de l'organe malade. Sous cette influence, des douleurs articulaires ont reparu, l'ouïe s'est améliorée vers le douzième jour et la même montre, appliquée contre l'oreille, a pu être entendue avant le départ de la malade; mais la guérison complète ne s'est opérée qu'après une seconde cure, faite en 1862.

Je n'ai employé dans le traitement de ces deux manifestations locales d'un état général, ni lotion, ni injection, ni gargarisme; je n'ai agi qu'en vue de la diathèse : dans les deux cas la maladie était récente, condition favorable au succès.

Hydarthrose, coxalgie, tumeurs blanches rhumatismales.

Quelque locales que nous semblent, au premier abord, l'hydartrose, la coxalgie, la tumeur blanche du genou, du coude, etc., ces diverses lésions, que je ne veux point confondre tout en les groupant pour la facilité de ce travail, sont presque toujours les manifestations les plus graves de la diathèse rhumatismale. Leur diagnostic sera rarement douteux, car elles se lient de très-près à l'accident dont elles dérivent.

Si ces divers produits de rhumatisme peuvent être traités et guéris en dehors des eaux minérales, il faudra toujours, dans les cas graves, recourir à ce moyen, dont l'influence générale reconstituante ne le cédera en rien à l'action locale, résolutive, altérante ; l'indication des eaux sera donc facile. Celle des eaux d'Aix le sera d'autant plus que le traitement du rhumatisme y est plus classique. L'hydartrose, la coxalgie, la tumeur blanche récente, qui se rapprocheront le plus de l'accident primitif de l'invasion du rhumatisme, céderont comme lui rapidement, souvent en une saison. Celles qui seront devenues chroniques, qui appartiendront à la période tertiaire, à la période des désordres plus graves, souvent organiques, ne seront pas toujours favorisées d'une guérison aussi radicale.

On s'attache trop souvent, dans le traitement de ces diverses affections, aux moyens locaux, c'est une cause d'insuccès. Le traitement devra être plutôt général que local, il devra se prolonger et dépasser la limite ordinaire, qui est de vingt-quatre jours environ, il ne faudra pas hésiter à y consacrer souvent plusieurs mois. La tumeur blanche ulcérée, de nature rhumatismale, se cicatrisera souvent en deux années, et la marche avec ankilose deviendra possible à la troisième année. La durée de la coxalgie ne sera pas moindre ; l'hydartrose n'est jamais accompagnée de désordres aussi graves, elle guérit le plus souvent en une saison et environ deux mois après l'usage des eaux.

Conclusions.

On observe donc, aux eaux d'Aix, toutes les variétés du rhumatisme articulaire, musculaire, nerveux et viscéral. Plus de la moitié des malades qui fréquentent ces thermes sont atteints de cette affection.

Quelle que soit la gravité du rhumatisme, quelle que soit sa forme, sauf l'état aigu, il sera toujours du domaine des eaux d'Aix; le tempérament du malade, sa susceptibilité quelle qu'elle soit, ne doivent point constituer des contre-indications à l'usage de ces eaux, dont il est si facile aujourd'hui de régler l'action.

Les eaux d'Aix guérissent d'autant mieux le rhumatisme qu'elles sont appliquées dans un temps plus rapproché de l'état aigu. Elles peuvent être employées même avec la fièvre rhumatismale, qu'elles apaisent et qu'elles font rapidement tomber.

Un des effets constants de ces eaux, effet important que j'ai le premier signalé, est l'abaissement du pouls chez les rhumatisants.

Le bruit de souffle dans les maladies de cœur n'est point un obstacle au traitement.

Le rhumatisme chronique consécutif à un état aigu, guérit souvent radicalement sous l'influence des eaux, qui ne constituent le plus habituellement qu'un moyen palliatif dans le rhumatisme chronique d'emblée ou essentiellement diathésique.

Dans les paralysies, dans la dyspepsie et dans le rhumatisme des viscères en général, le bon effet des eaux sera plus particulièrement subordonné à leur mode d'application. Toutes les réactions trop vives auront un retentissement plutôt nuisible qu'utile sur l'organe affecté.

Les eaux d'Aix ne sont point seulement un agent thérapeutique utile dans le rhumatisme, elles constituent un puissant moyen de diagnostic. Elles nous révèlent de fréquentes coïncidences de cette maladie avec des affections viscérales.

L'abaissement du pouls, le réveil et l'exacerbation des douleurs sont des effets contradictoires en apparence, mais démontrés par l'observation journalière et indiquant une spécialité d'action.

Les résultats du traitement des eaux ne se font pas sentir d'une manière immédiate, aussi faut-il savoir attendre les réactions salutaires qu'elles produisent dans notre organisme, réactions qui se terminent cependant rarement par des crises ou autres effets appréciables.

On ne pourra pas dépasser vingt-quatre jours dans les cas ordinaires pour un traitement complet, sans s'exposer à des fièvres thermales dont l'effet est souvent nuisible et dont on ne peut point calculer la portée, car elles sont souvent le point de départ de maladies graves.

Quand il sera nécessaire de prolonger la cure, on devra mettre de fréquents intervalles de repos complet.

Il n'y a point de formule absolue de traitement thermal, car on ne doit point soumettre la thérapeutique des eaux à des règles uniformes.

Le traitement du rhumatisme sera plutôt général que local, car nous n'avons souvent à combattre qu'une manifestation locale de la diathèse.

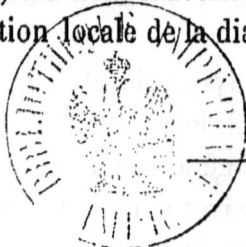

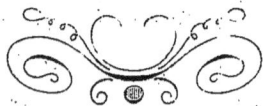

PARIS. — IMPRIMERIE DE E. MARTINET, RUE MIGNON, 2.